CHARRIER

Interne des Hôpitaux

éat de la Faculté et des Hôpitaux

⸻

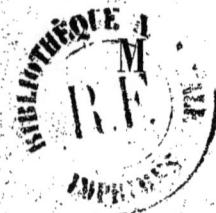

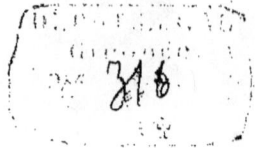

M   FICATIONS URINAIRES

CONSÉCUTIVES À

L'EMPLOI DE LA MACÉRATION DE REIN

D'APRÈS LE PROCÉDÉ DE RENAUT (Lyon)

(TRAVAIL DU SERVICE DU Dʳ RONDOT)

BORDEAUX

IMPRIMERIE G. GOUNOUILHOU

9-11, RUE GUIRAUDE, 9-11

1904

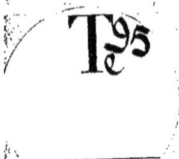

A. CHARRIER

Interne des Hôpitaux

Lauréat de la Faculté et des Hôpitaux

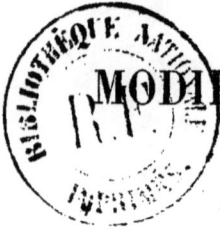

~~◦~~

MODIFICATIONS URINAIRES

CONSÉCUTIVES A

L'EMPLOI DE LA MACÉRATION DE REIN

D'APRÈS LE PROCÉDÉ DE RENAUT (Lyon)

(TRAVAIL DU SERVICE DU Dr RONDOT)

BORDEAUX

IMPRIMERIE G. GOUNOUILHOU

9-11, RUE GUIRAUDE, 9-11

1904

MODIFICATIONS URINAIRES

CONSÉCUTIVES A

L'EMPLOI DE LA MACÉRATION DE REIN

D'APRÈS LE PROCÉDÉ DE RENAUT (Lyon)

(Travail du Service du Dr RONDOT)

PAR

A. CHARRIER

Interne des Hôpitaux de Bordeaux.
Lauréat de la Faculté et des Hôpitaux.

La macération de rein a été employée pour la première fois par le professeur Renaut, de Lyon, qui a
publié les résultats très encourageants obtenus par
son emploi en concluant que cette préparation devait
toujours être utilisée dans les cas où un obstacle rénal
ne pouvait être levé, affirmant que dans la plus grande
partie des observations qu'il signalait, plusieurs malades avaient dû le salut à ce procédé. Nous avons lu à
ce sujet le compte rendu paru dans le *Bulletin général
de thérapeutique*, et c'est frappé par les résultats cliniques qui s'y trouvent rapportés que M. le Dr Rondot
dans son service nous donna l'idée d'user de la méthode.

La macération de rein, d'après le procédé Renaut,
fut préparée avec beaucoup d'obligeance et de soins
par M. le Dr Lemaire, pharmacien des hôpitaux · elle
fut appliquée à plusieurs cas de néphrite que nous

avons suivis avec le plus de régularité et de précision
possibles pour nous rendre compte de la part véritable
et exacte qui semblait revenir à son emploi; c'est aussi
devant ses effets réellement positifs du côté de la sécrétion urinaire que nous nous sommes décidés à relater
ces observations avec le traitement et les modifications
que nous y avons apportées, en présence des résultats
et des réflexions qu'elles nous ont inspirées pendant le
courant de la maladie.

Le professeur Renaut en préconisant la macération
de rein s'est appuyé sur une série de données histo-physiologiques très nettes qu'il est utile de résumer ici
pour que l'on puisse mieux comprendre l'utilité et l'ap-
plication du procédé.

Depuis Heidenhain et son expérience avec le sulfo-
indigotate de soude, le rein n'est plus considéré comme
un filtre simple, mais comme un filtre électif, une véritable glande. Tout l'épithélium strié à bâtonnets cyto-
plasmiques de R. Heidenhain jouit au plus haut degré
de l'activité sécrétoire. Cet épithélium, par l'intermédiaire de son pôle basal ou susceptif, choisit dans le
sang une série de matériaux transformables dont il
s'empare, qu'il sélectionne et condense dans un cytoplasme spécial rempli de vacuoles dont nous reverrons
la signification et où s'élaborent des substances spéciales et nouvelles : *les liquides ou grains de ségré-*
gation. Ce même épithélium excrète un produit défi-
nitif qui, emporté par le liquide issu des glomérules,
traverse non par effraction, mais par dialyse, la cuticule striée ou bordure en brosse.

Ce nouveau produit, qui a été extrait du sang par
intussuception, ne peut plus être identifié à ce qu'il
était au début puisqu'il a été modifié, transformé par
l'épithélium des tubes contournés.

Nous voilà donc dans un cycle bien défini, qui est

celui que suivent les glandes ordinaires et permet d'affirmer que la cellule épithéliale du tube contourné s'est comportée comme une cellule glandulaire véritable.

Des études spéciales ont été entreprises par Regaud et Policard, élèves du professeur Renaut, sur le rein des Ophidiens que des détails seulement séparent du rein de l'homme, et voici, résumés, quels sont les caractères histo-physiologiques qu'ils ont relevés dans la cellule glandulaire rénale de la vipère dont les caractères sont, nous le répétons à dessein, à peu près identiques à ceux de la cellule glandulaire rénale de l'homme. La cellule épithéliale des tubes contournés possède un cytoplasme feuilleté dans le sens ascendant qui répond, suivant Renaut, à un « mouvement incessant d'intussusception exercé par cette partie de la cellule », ce qui représente déjà un caractère glandulaire. Puis dans la région infra-nucléaire voisine de la base d'implantation la cellule striée renferme une série de vacuoles de ségrégation, qui sont de deux ordres, les unes cristalloïdes, les autres lipoïdes. Des différences cliniques les séparent; elles contiennent de la graisse, des produits azotés, etc., mais en tout cas le contenu de ces deux ordres de vacuoles est un produit liquide de ségrégation résultant de la mise en jeu de l'activité sécrétoire de l'épithélium rénal. Dans la région supra-nucléaire de chaque cellule du tube contourné, on trouve alors les grains dits de ségrégation. Ces grains sont réellement les préproduits de l'activité élaboratrice, ce ne sont plus des liquides, mais bien des éléments figurés, des particules sphériques et visibles sur la cellule vivante. Leurs caractères sont assez particuliers; dans la solution physiologique, ils se montrent en très grande quantité, jaunâtres, réfringents, puis se gonflant rapidement; avec l'eau ils se dissolvent. Renaut les a rapprochés de ceux d'une glande séreuse, la parotide.

Une petite quantité de rein de vipère dissocié dans le sérum artificiel additionné d'une faible quantité de rouge neutre cristallin donne un milieu presque incolore, où tous les tubes à bordure en brosse intussusceptent, accumulent et concentrent d'emblée le rouge dans la zone supra-nucléaire des cellules épithéliales. A ce moment, on aperçoit une multitude de grains de ségrégation colorés en rouge intense.

Si l'on continue la dissociation du tube, les grains s'échappent presque en totalité et diffusent dans le sérum artificiel. Eux seuls sont colorés, et l'on remarque de cette façon que dans la cellule épithéliale vivante et active chacun d'eux joue le rôle d'un véritable condensateur du colorant.

Ce qu'il y a de particulier, c'est que le colorant, attiré par les grains, ne les pénètre point du tout, mais va simplement s'accumuler dans la vacuole qui renferme le grain. Ces grains de ségrégation, d'abord de petit volume, grossissent dans la suite en appelant à eux certaines substances, puis arrivés à une maturité suffisante sont excrétés par les tubes contournés correspondants et ceux-ci les rejettent « dans toute leur étendue, en bloc, alternativement de tube à tube et en masse, mais non dans un même tube en un sens donné de cellule à cellule ». Pour sortir de la cellule et passer dans le liquide circulant, ils dialysent à travers la cuticule striée. Les grains de ségrégation ne sont donc pas des produits définitifs de l'activité sécrétoire rénale, mais bien plutôt de simples préproduits solubles dans l'eau. En plus de cela, ils sont des condensateurs énergiques; ils deviennent un centre d'appel puissant pour certaines substances qui se concrètent dans la vacuole où baigne et aux dépens de laquelle se forme le grain : c'est donc le point où s'opère la transmutation définitive des substances à éliminer extraites du sang artériel.

Toutes ces découvertes montrent donc le rein comme composé d'une infinité de glandes en tubes représentées chacune par un tube contourné à épithélium sécréteur, sauf dans le tube descendant et l'anse de Henlé.

Quant aux rayons médullaires et aux tubes de Bellini, ce sont de simples canaux vecteurs.

Il en résulte ainsi que nous connaissons un des principaux éléments de l'activité sécrétoire du rein : c'est le grain de ségrégation qui attire à lui et concentre, transmute et élimine par l'excrétion exocellulaire le rouge neutre, et les substances vitales se comportant comme ce colorant.

Il vient naturellement à la pensée que si, pour quelque raison que ce soit, la naissance, la croissance et l'activité de ces grains sont arrêtées au sein même des tubes contournés, ceux-ci, et par conséquent la cellule glandulaire rénale, est du coup arrêtée : elle est devenue insuffisante. Or, nous avons vu tout à l'heure que, d'après Regaud et Policard, toutes les cellules fonctionnent simultanément; il semble alors aussi naturel d'admettre que l'insuffisance sera produite dans le tube entier.

Dans la néphrite, c'est bien là le tableau qui nous est tracé, où un nombre plus ou moins considérable de tubes contournés ne produisent plus de grains de ségrégation, c'est-à-dire, pour employer l'expression de Renaut, n'ont plus de sécrétion émulcente : les substances à éliminer ne sont plus condensées, transformées et rejetées par le grain, elles séjournent là, et de ce fait ne tardent pas à y devenir toxiques, l'urée diminue et rapidement l'urémie peut survenir.

Rien mieux que les grains de ségrégation ne paraît devoir ramener le rein à ses fonctions, et c'est pour cela que la solution physiologique de rein a été employée dans les diverses insuffisances rénales.

Le 23 février 1903, au moment où Renaut faisait les précédentes études, Raphaël Dubois relatait l'histoire d'une imperméabilité rénale qu'il avait levée en faisant absorber pendant dix jours une macération aqueuse de reins pulpés de porc dans 750 grammes d'eau. Il s'agissait d'une albuminurie intense ayant résisté à tous les moyens ordinaires. Il s'était basé pour employer cette préparation sur ce fait qu'il existe dans le rein une antitoxine normale qui cesse d'être sécrétée ou l'est en quantité insuffisante dès que le fonctionnement du rein est troublé. *Cette antitoxine n'est pas altérée par son passage dans le tube digestif.*

Cette antitoxine paraît bien dans cette communication se rapporter et ressembler beaucoup aux grains condensateurs de Renaut.

De toute façon, le fait capital mis en lumière par Raphaël Dubois, c'est que l'antitoxine soluble dans l'eau n'était nullement altérée par son passage dans le tube digestif, et c'est pour cette raison que l'on pouvait d'ores et déjà employer la pulpe de rein de porc dans l'eau salée physiologique, la faire absorber dans les insuffisances rénales et mettre sur pied la méthode inaugurée par Renaut.

Le professeur Renaut a donné de sa médication une technique précise sur laquelle nous nous sommes basés pour demander la préparation de la macération de rein effectuée par M. Lemaire. Le mode de préparation qui d'ailleurs reproduit presque textuellement l'original, a été le suivant :

Technique. — On prend un, le plus souvent, quelquefois (d'après les indications spéciales dans chaque cas) trois reins de porc absolument frais que l'on décortique, puis que l'on hache menu pour les laver rapidement à l'eau distillée et enlever l'urine toute faite que peut contenir le hachis. En certains cas particuliers, il est

bon d'enlever autant que possible la substance médul-
laire qui est purement vectrice et ne semble pas renfer-
mer de matériel sécréteur. Il est préférable de choisir
le rein d'un omnivore, les grains de ségrégation devant
se trouver dans celui-là à un état de différenciation plus
avancée (en effet, les reins des herbivores donnent une
macération bien moins active). Le hachis de rein est
ensuite broyé, pulpé au pilon dans un mortier avec
400 centicubes d'eau salée à 9 p. 1000 et non pas dans
l'eau distillée pure. En effet, les grains de ségrégation
passeront dans une solution isotonique sans s'y dis-
soudre immédiatement. Ils garderont ainsi plus long-
temps leurs propriétés d'accumulateurs et de condensateurs autour d'eux des substances contenues. Le
pulpage effectué, on laisse reposer la bouillie qui en
résulte toujours dans un endroit frais, en été dans la
glace entourant le mortier. Au bout de quatre heures,
on décante et on obtient ainsi un liquide formé d'environ
400 centicubes d'une sorte de lavure de chair que le
malade absorbera en trois ou quatre doses en vingt-
quatre heures.

Cette macération, quoi qu'en dise Renaut, n'est pas
d'un goût excellent : elle est fortement salée et son
aspect répugne au malade. Nous avons suivi cependant
son conseil et l'avons fait prendre dans une tasse opa-
que mélangée à une petite quantité de julienne tiède
dont la température ne dépasse pas 38°.

Avec ces précautions, nous n'avons jamais vu, comme
Renaut, de refus absolu ni d'intolérance.

L'administration de la macération de rein ne doit,
en aucun cas, dépasser dix jours consécutifs après
lesquels on la fait suivre d'un repos variable de quatre
à cinq jours. Nous avons prolongé un peu plus cette
dernière période, et nous ne redonnions une seconde
fois la macération que lorsqu'il se présentait une aggra-

vation de la maladie. Renaut et son élève le Dr Choufin ont constaté à plusieurs reprises de petits accidents, tels qu'éruptions papuleuses, orticés, sueurs, etc.; jamais, sauf dans un cas où le malade a eu du prurit pendant vingt-quatre heures, nous n'avons observé des phénomènes de ce genre.

Renaut a fait un assez grand nombre d'essais thérapeutiques depuis le 15 mars 1903 avec la macération de rein ainsi administrée, mais il ne rapporte que deux cas de néphrite, un cas de rein cardiaque albuminurique et trois cas d'insuffisance rénale.

De l'ensemble de ces diverses observations cliniques et de leurs résultats immédiats ou éloignés, il donne les conclusions suivantes :

1° La macération de rein est de tous les moyens usités jusqu'à ce jour l'un des plus puissants pour lever une insuffisance rénale.

2° Elle réduit l'albumine urinaire.

3° Elle n'est pas toxique.

Nous reviendrons plus loin et dans le courant même des observations qui vont suivre sur les diverses propositions fermes de Renaut, mais pour donner plus de poids à ces conclusions, nous allons d'abord mentionner les observations dont il s'agit, accompagnées des effets de la macération. Elles ont toutes été recueillies dans le service du Dr Rondot depuis le mois de février 1904.

Nous avons appliqué nous-même cette méthode dans cinq cas de néphrite; presque chaque fois les autres moyens thérapeutiques employés ont été laissés de côté pour quelque temps, et n'introduisant à ce moment dans la médication que la macération de rein, nous avons essayé de réaliser ainsi une sorte de contre-épreuve qui a pu nous révéler de façon plus directe la part d'action imputable à ce nouveau procédé. C'est ainsi que chez cer-

tains néphrétiques nous avons autorisé l'alimentation
ordinaire de l'hôpital (viandes, poissons, etc.) déchlo-
rurée bien entendu et que, bien qu'ayant supprimé le
régime lacté absolu classique, ils ont tous pu, grâce à
la macération de rein, non seulement ne pas voir leur
sort s'aggraver, mais au contraire subir des améliora-
tions très notables.

Voici le détail des néphrites dont nous avons dirigé
le traitement et noté les particularités cliniques aux-
quelles il a donné lieu.

OBSERVATION I

Prise par M. LABORDERIE, externe du service.

P. M..., vingt-cinq ans, nourrice aux Enfants-Assistés.

Antécédents héréditaires. — Père mort, elle ne sait de
quelle affection. Mère vivante et bien portante. Ni sœur ni
frère.

Antécédents personnels. — A l'âge de trois ou quatre ans,
elle a eu une fièvre typhoïde, et, à la suite, des rhumatismes
aux membres inférieurs. Il est probable qu'elle a eu à ce
moment le cœur légèrement touché. Depuis cette époque,
elle a toujours été pâle et anémique.

Premières règles, très tardives, à dix-neuf ans. Depuis cette
époque, elles ont été régulières; pas trop abondantes, mais
très douloureuses et durant huit jours.

Première grossesse à vingt-trois ans : elle donne le jour
à un enfant à terme, encore vivant aujourd'hui et bien portant. Suites de couches normales; pas d'albuminurie.

Deuxième grossesse octobre 1903 : à terme également.
Suites de couches normales; pas d'albuminurie. Enfant vivant et bien portant.

Entre trois semaines après comme nourrice à l'hospice des
Enfants-Assistés.

Histoire de la maladie. — Un mois après son entrée, elle
commence à se sentir fatiguée, se refroidit et contracte une
grosse bronchite, peut-être d'origine grippale : douleurs de
tête, température, toux, etc.; la fatigue augmente et l'appétit
diminue rapidement. La face est bouffie. On trouve un peu

d'œdème périmalléolaire. Urines assez abondantes. Constipation à peu près incoercible.

La fatigue augmentant et l'état général s'aggravant, la malade entre à l'hôpital le 21 février 1904.

Examen le *21 février 1904.*

On remarque surtout l'existence d'une forte toux'et d'une expectoration très abondante. Le facies de la malade est pâle et très gonflé; elle paraît obnubilée et répond très mal aux questions posées.

Œdème des membres inférieurs assez prononcé. Se plaint de violente céphalée à type hémicranien et plus particulièrement nocturne. Quelques crampes. Urines rares, très foncées en couleurs.

Il existe de la dyspnée et un râle trachéal.

A l'auscultation : râles fins, disséminés dans toute la hauteur des poumons; congestion œdémateuse des deux bases.

Traitement : huit sangsues lombaires, régime lacté, etc.

Le 22 février. Hypertrophie très marquée du cœur gauche. Bruit de galop. Cavités droites dilatées. Hypertension artérielle très notable. Urines toujours rares et contenant 8 grammes d'albumine. Dyspnée persiste avec la même intensité : prédominance surtout à la base droite, qui est le siège d'œdème pulmonaire et aussi d'un épanchement pleural actif. Dans le reste de la hauteur pulmonaire, râles de bronchite albuminurique.

Les jours suivants, amélioration peu sensible; au contraire, apparition d'urémie digestive : diarrhée, nausées, langue blanche. Cependant, le foie paraît être normal.

Traitement : lactate de strontium, théobromine, régime lacté absolu.

Le 25. Saignée au pli du coude très peu abondante.

Expérience avec le bleu de méthylène négative.

Le 27. Amélioration se montre, mais si peu sensible que la dyspnée, la céphalée persistent toujours, et ayant usé de tous les moyens classiques pour les détourner, nous instituons le traitement de Renaut.

Ce jour-là, analyse des urines, qui montrent toujours l'existence d'une grande quantité d'albumine.

Le 28. Diurèse plus abondante; on pense à du mieux.

Le 29. Diminution très accentuée des principaux symptômes pulmonaires et cardiaques. Urine en quantité plus considérable.

Analyse des urines :

Volume....................	2 l. 100
Densité à + 15°.............	1,015
Réaction.................	acide.
Couleur	jaune.
Aspect....................	limpide.
Sédiment	nul.
Urée par litre.............	10 gr. 30
Acide phosphor. total en P^2O^5.	1,20
Chlorure de sodium	9,10
Albumine..................	1 gr.
Glucose...................	néant.
Pigments biliaires...........	néant.

Examen microscopique du sédiment : rares leucocytes.

L'emploi de la macération est continué pendant dix jours.

Cette malade, entrée le 21 février dans une situation comme on le voit très précaire, a été, dès le début, soignée par les procédés dont tout le monde fait usage en pareille circonstance, et si l'amélioration a été légère, elle a été à ce point incomplète que, le 27, la malade présentant toujours des signes d'insuffisance rénale très profonde et n'urinant que 850 centicubes, il a fallu recourir à une autre médication, à la macération de rein.

C'est dans ces conditions que, ainsi qu'il a été dit plus haut, elle a reçu, pendant dix jours, 400 centicubes de macération, qu'elle a pris en suivant les indications déjà formulées.

Nous nous contenterons de donner ici un tableau qui montre clairement la quantité progressivement croissante des urines *(tableau I)*.

C'est ainsi que, dès le lendemain, elle passait à 1,200, puis à 2,100, pour atteindre 2,750 le huitième jour et ne jamais descendre au-dessous de deux litres pendant toute la durée de l'administration de la macération. Parallèlement, les symptômes fonctionnels disparaissent : l'œdème, d'ailleurs déjà atténué, s'en allait presque entièrement, la dysp-

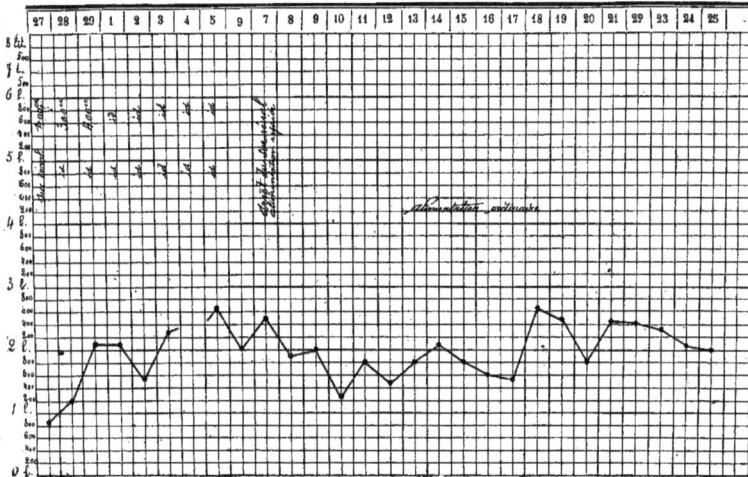

Quantités des Urines recueilliès du 27 février au 25 mars.

née faisait place à une respiration normale et au sommeil; enfin, la plupart des signes stéthoscopiques pulmonaires et cardiaques atténués très notablement (bronchite toxique terminée, bruit de galop à peu près disparu, plus d'expectoration, bouffisme de la face énorme au début et n'existant plus au bout des dix jours de traitement).

Ces phénomènes et la diurèse plus grande n'étaient pas les seuls bénéfices tirés du traitement, et voici quelle était la qualité chimique des urines :

1er mars. Suppression de la théobromine et de tout autre traitement en dehors de la macération. Urée : 5 grammes.

2 mars. Urée : 4 grammes par litre; albumine : 1 gr. 50.

3 mars. Urée : 5 gr. 50 par litre; albumine : traces seulement 1/4 de gramme environ.

4 mars. Urée : 5 gr. 50 par litre.

5 mars. Analyse complète des urines :

Volume des 24 heures	2 l. 250
Densité à + 15°	1,010
Réaction	acide.
Couleur	jaune.
Aspect	trouble.
Sédiment	assez abondant.
Urée par litre	5 gr. 40
Acide phosphorique	0,54
Chlorure de sodium	6,20
Albumine	traces.
Glucose et pigments	néant.
Sédiment	urate de soude.

6 mars. Urée : 6 gr. 50 par litre.

7 mars. Urée : 8 gr. 50 par litre.

A cette date, les dix jours étant écoulés, on interrompt le traitement par la macération avec l'intention de le renouveler. Il n'y existe plus d'albumine, et on autorise alors l'alimentation mixte.

8 mars 1904. Analyse complète des urines :

Volume des 24 heures	2 l. 750
Densité à + 15e	1,010
Réaction	acide.
Couleur	jaune.
Aspect	un peu trouble.
Sédiment	faible.

A. CHARRIER.

2

Urée........................ 8 gr. 50
Acide phosphorique.......... 0,68
Chlorure de sodium.......... 7 gr.
Albumine................... traces.
Glucose et pigment.......... néant.

Examen microscopique du sédiment : *Néant.*

9 mars. Urée : 10 gr. 50 par litre.

12 mars. Urée : 12 grammes par litre.

15 mars. Urée : 10 gr. 20 par litre.

Amélioration continue.

16 mars. Analyse des urines :

Volume...,................. 2 litres.
Réaction.................... acide.
Couleur.................... jaune.
Aspect..................... trouble.
Sédiment................... faible.
Urée....................... 10 gr. 20 par litre.
Acide phosphorique.......... 0,38
Chlorure de Na............. 9,70
Albumine................... traces.
Pigments et glucose......... néant.

Examen du sédiment : leucocytes.

On voit ici avec quelle rapidité l'albumine a diminué pour que de 8 grammes elle soit passée à de simples traces. De plus, l'urée et les chlorures ayant été excrétés en grande quantité, ainsi se trouvent réalisées une partie des conclusions de Renaut.

Notons que, depuis le *1er mars*, cette femme ne prenait plus de théobromine et n'absorbait que la macération.

Le 5 mars, il n'y a plus que des traces d'albumine, et au moment de la cessation du traitement, elle a complètement disparu. La malade prend alors l'alimentation qu'elle préfère sans que nous lui prescrivions de régime.

Pendant les jours qui ont suivi l'administration de la macération, l'amendement général n'a fait que progresser, et l'on voit d'après la courbe l'état quantitatif des urines malgré la reprise de l'alimentation, d'abord lacto-végétale, puis carnée au bout du vingtième jour.

La malade transformée, son état de maigreur apparente

contrastant avec l'anasarque qu'elle présentait au début, ne toussant et ne crachant plus, sans céphalée, sans épanchement viscéral, sans enfin aucun trouble d'insuffisance rénale, se lève et reprend sa vie normale.

Le 23 mars. Plus de bruit de galop, mais très légère arythmie.

L'élimination du bleu de méthylène n'a pas sensiblement changé.

Diminution des cylindres.

Enfin, *le 15 avril*, bien que nous ayons voulu la soumettre à une nouvelle cure par la macération, elle sort de l'hôpital en excellent état.

Cette observation est un exemple d'insuffisance rénale très avancée, ayant résisté les premiers jours à la saignée, au régime lacté, en un mot à la thérapeutique classique et cédant assez facilement devant l'emploi de la macération qui a pu lever l'obstacle, favoriser l'élimination des principes toxiques et rétablir l'équilibre entre les échanges nutritifs.

Nous donnons ici *(tableau II)* un tableau comparatif des analyses d'urines à quatre dates différentes du traitement pour montrer leur amélioration qualitative.

Tableau comparatif des analyses d'urines.

	QUANTITÉ	ALBUMINE		URÉE		ACIDE PHOSPHOR.		CHLORURES	
		p. litre	p. 24 h.	p. litre	p. 24 h.	p. litre	p. 24 h.	p. litre	p. 24 h.
29 fév..	2100	1 gr.	2 g. 10	10 g.30	21 g. 63	1 g. 20	2 g. 52	9 g. 10	19 g. 11
4 mars.	2400	traces	traces	5 50	13 20	0 54	12 96	6 20	14 88
7 mars.	2500	id.	id.	8 50	21 25	0 68	17 »	7 »	17 50
15 mars.	1800	id.	id.	10 20	18 36	0 38	0 68	9 70	17 46

OBSERVATION II

Rédigée par M. LABORDERIE, externe du service.

B. L..., trente-huit ans, exerçant le métier de maçon, n'a pas d'antécédents héréditaires.

Père mort à soixante-douze ans d'accident. Mère morte en 1870 de la variole. Une sœur morte de suites de couches.

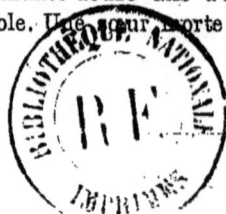

Antécédents personnels. — Il a eu une rougeole bénigne dans son enfance, et depuis n'a contracté aucune maladie.

En 1893, il reçut un coup de pied dans le ventre; à cette époque, on analysa ses urines, mais il ne peut dire si elles contenaient de l'albumine.

Il accuse depuis quelque temps une facilité particulière à contracter des bronchites l'hiver; il a fréquemment de la céphalée, des angines répétées, de la pollakiurie, des crampes et de la cryesthésie.

Sa maladie remonte à douze jours, c'est-à-dire au *13 février 1904* : il a été pris de frisson et de fièvre; a beaucoup toussé et craché également.

Le 24 février. Refroidissement. Paupières et face très bouffies. Urines d'abondance moyenne. Puis trois jours après, hémoptysie avec expectoration mousseuse d'ordre congestif.

Analyse des urines *le 27 février*, date de son entrée à l'hôpital :

Volume des 24 heures........	1 l. 500
Densité à + 15°.............	1,016
Réaction......................	acide.
Couleur	jaune rougeâtre.
Aspect.......................	très trouble.
Sédiment.....................	faible.
Urée par litre...............	14 gr. 60
Acide phosphorique total......	0,18
Chlorure de sodium	8,60
Albumine.....................	5,10
Glucose et pigments biliaires..	néant.

Examen microscopique du sédiment : *Néant.*

Le même jour, violente céphalalgie. Vue trouble. Hypertrophie du cœur et matité en brioche allongée avec encoche de Sibson bien accusée. Bruit de galop; un peu de frottement péricardique, bruits sourds à la pointe.

Poumons en arrière : pas de vibrations thoraciques; respiration rude; expiration normale. Frottements, râles aux bases.

Pas de modification de la voix.

Signe du sou très net vers le milieu du poumon gauche.

Dans la position assise, l'auscultation ne révèle ni dilatation ni frottements.

En avant, respiration très rude; du côté de la pointe du cœur, respiration soufflante due probablement à un infarctus pulmonaire.

Bouffissure généralisée : paupière, face, membres supérieurs; mais pas d'œdème des membres inférieurs ou très peu.

Urines : couleur de bouillon concentré.

Albumine en très grande quantité : 10 à 12 grammes environ.

Diagnostic : apoplexie pulmonaire, avec congestion pulmonaire d'*origine rénale*.

Traitement : C'est dans cette situation que le malade est mis au régime lacté, prend de la théobromine et 400 centicubes de macération rénale.

Le même traitement est employé dix jours comme précédemment, et le tableau ci-joint montre la courbe suivie par la sécrétion urinaire durant ce laps de temps (*tableau 1*).

Augmentation, on le voit, très notable de la quantité; ensuite, diminution de l'albumine et détails d'ordre fonctionnels suivants :

Œdème des paupières. Pouls dur, régulier et bien frappé.

29 février. Œdème des paupières. Pouls dur, régulier et bien frappé. Matité cardiaque diminuée. Son skodique amplifié au sommet gauche : en avant, galop. Mêmes observations que pour le 27 février.

Crachats rosés, sanguinolents, avec expectoration albumineuse.

En arrière, vibrations diminuées à la base gauche. Râles sibilants, sous-crépitants et muqueux.

On pose des ventouses sèches.

1er mars. Suppression de la théobromine. Ce point est très important puisque à partir de ce moment la macération devient le seul médicament absorbé par le malade.

Urée : 7 gr. 50 par litre.

2 mars. Urée : 6 gr. 50.

3 mars. Albumine : 5 gr. 50; urée : 8 gr. 50.

L'œdème des paupières a disparu totalement.

En arrière, il reste un peu de congestion des bases.

Quantité des Urines recueillies du 27 février au 28 mars.

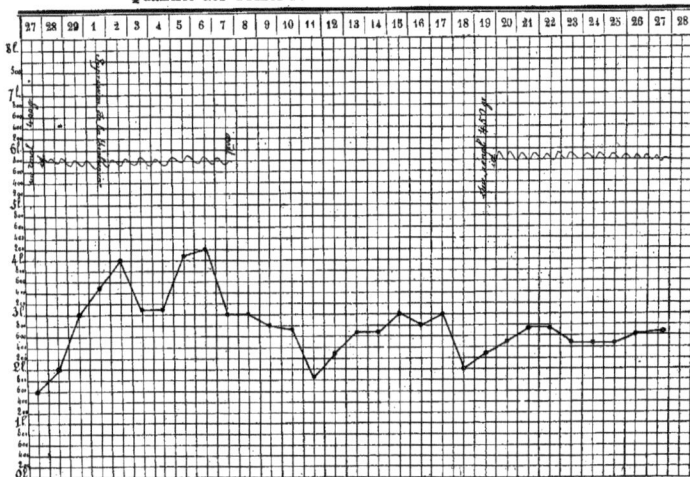

4 mars. Analyse des urines complètes :

Volume total................	2 l. 200
Densité à + 15°.............	1,012
Réaction.............	acide.
Couleur	jaune rougeâtre.
Aspect....................	trouble.
Sédiment.................	faible.
Urée par litre	9 gr.
Acide phosphorique.........	0,34
Chlorure de sodium..........	5,60
Albumine.................	2,50
Glucose et pigments.........	néant.
Hémoglobine	faible quantité.

Hémoglobine : faible quantité.

Examen microscopique du sédiment : hématies.

6 mars. Amélioration très marquée. Urée : 7 grammes par litre.

7 mars. Les dix jours sont écoulés; on supprime le traitement de Renaut.

8 mars. Analyse des urines :

Volume....................	2 l. 100
Réaction...................	acide.
Couleur	jaune.
Aspect...................	limpide.
Sédiment.................	très faible.
Urée	6 gr. 50
Acide phosphorique	0,12
Chlorure de sodium.........	7,30
Albumine.................	1,80
Glucose et pigments.........	néant.

Sédiments : quelques hématies.

Le malade se lève, commence à s'alimenter en suivant un régime mixte d'abord, puis sans aucune particularité ensuite. Il tousse beaucoup moins, plus d'expectoration albumineuse ou très peu. Il songe à quitter la salle.

9 mars. Urée : 8 grammes.

15 mars. Le malade recommence à tousser un peu, se plaint de céphalée et de troubles de la vue.

17 mars. Un peu de congestion des bases se produisant de nouveau; frottements pleuraux.

A ce moment, supposant un retour offensif de la maladie,

nous instituons pour la deuxième fois le traitement de Renaut: 400 centicubes donné comme précédemment; mais cette
fois *nous supprimons le régime lacté* et tout autre médicament.

18 mars. Disparition des vibrations thoraciques dans la
moitié inférieure du poumon droit et signes de pleurite
exsudative.

Analyse des urines :

Volume.....................	2 l. 500
Densité à + 15°.............	1,013
Réaction	acide.
Couleur....................	jaune rougeâtre.
Aspect	un peu trouble.
Sédiment..................	abondant, fibrineux.
Urée......................	8 gr. 10
Acide phosphorique.........	0,28
Chlorure de sodium.....	8,40
Albumine..................	2,50
Glucose et pigments..........	néant.
Sédiment..................	peu d'hémoglobine. quelques hématies. leucocytes.

19 mars. Persistance des signes de pleurésie, mais dimi-
nués.

Urée : 10 grammes par litre.

20 mars. Le malade se dit être très bien. Pas de dyspnée.
Céphalée à peu près disparue.

21 mars. Encore quelques légers frottements pleuraux. La
pointe du cœur est en dehors. Atténuation du bruit de galop.

L'élimination du bleu de méthylène n'a pas sensiblement
changé. Diminution des cylindres.

On le voit, le bocal a toujours accusé une quantité d'urines
supérieure à deux litres; l'urée et les chlorures ont été éliminés en très grande abondance et l'albumine, en très grande
quantité au début, s'est abaissée régulièrement, mais n'est
jamais descendue au-dessous de 2 gr. 50.

Le malade part le 27 pour aller travailler. Il se sent en
parfait état, ne tousse plus, ne crache plus de sang et sent
revenir ses forces.

Le *tableau II* montre l'examen comparé des urines à quatre dates différentes.

Tableau comparatif des analyses d'urines.

	QUANTITÉ	ALBUMINE		URÉE		ACIDE PHOSPHOR.		CHLORURES	
		p. litre	p. 24 h	p. litre	p. 24 h.	p. litre	p. 24 h.	p. litre	p. 24 h.
27 fév..	1600	5 g. 10	8 g. 16	14 g. 60	23 g. 36	0 g. 18	0 g. 288	8 g. 60	13 g. 76
3 mars.	3100	2 50	7 75	9 »	27 9	0 34	1 054	6 60	20 46
7 mars.	3000	1 80	5 4	6 50	19 5	0 12	0 36	7 30	21 9
16 mars.	2800	2 50	7 »	8 10	22 68	0 28	0 78	8 40	23 52

OBSERVATION III
Prise par M. LABORDERIE, externe du service.

Th. G..., vingt-trois ans, marbrier.

Antécédents héréditaires. — Sans aucune importance.

Antécédents personnels. — Rien dans l'enfance. Aucune maladie infectieuse.

Il y a quatre ans, en 1900, pleurésie gauche.

Guérison complète au bout d'un mois, sans accident consécutif jusqu'à ce jour.

Histoire de la maladie. — Le 15 et les jours précédents, il se trouvait en excellente santé : ni troubles de la vue ni troubles de la sensibilité. Pas d'œdème des paupières. Pas de vertiges. Pas de céphalée.

Entre le 16 février 1904, à six heures du soir, dans le coma complet. Visage pâle, sans bouffissure, sans œdème nulle part. Résolution musculaire complète. De temps en temps, un cri. Rythme respiratoire de Cheyne-Stokes.

Température : 38°2.

On le sonde et on trouve : grande quantité d'albumine. Immédiatement, saignée lombaire par des sangsues.

Le lendemain, on constate : hypertrophie du cœur gauche très manifeste, bruit de galop droit, hypertension artérielle considérable, urines rares, normales comme couleur; albumine : 7 grammes environ et présence de cylindres granuleux et muqueux.

Aux poumons : râles de bronchite toxique.

Rien au foie.

Pas de vomissements ni de diarrhée.

Le malade est dans le semi-coma et profère quelques pa-
roles.

Le lendemain, amélioration.

Traitement : Théobromine, lactate de strontium, saignée
générale de 300 grammes.

Les urines n'augmentent que très peu et on ne peut sortir
le malade de sa torpeur.

L'albumine est toujours abondante.

On redoute encore le coma.

Hypertension énorme encore. A ce moment, on tente
l'épreuve par la macération de Renaut, que l'on donne le 27.
Le 25, on avait déjà pratiqué l'examen de la perméabilité
rénale avec le bleu de méthylène.

Le 29, c'est-à-dire deux jours après, analyse des urines :

Volume des 24 heures	2 l. 400
Densité à 45°.................	1009
Réaction....................	acide.
Coloration..................	jaune vert.
Aspect	trouble.
Sédiment...................	faible.
Urée	8 gr. 80
Acide phosphorique..........	0,62
Chlorure de sodium	4 gr. 72
Albumine	2,20
Glucose et pigments.........	néant.

Examen microscopique du sédiment : rien d'anormal.

1er mars. Suppression de la théobromine; le malade ne
prend plus que la macération et du lait (2 litres à 2 lit. 500
par 24 heures).

Urée : 7 grammes par litre.

2 mars. Urée : 5 gr. 50.

3 mars. Albumine : 3 grammes; urée : 5 gr. 50.

Ce jour-là, décharge de chlorures : 17 grammes par vingt-
quatre heures. Plus de bruit de galop, mais pouls encore
dur.

4 mars. Analyse des urines :

Volume...........	2 l. 500
Densité....................	1008
Réaction	acide.
Couleur....................	jaune pâle.
Aspect....................	trouble.
Sédiment...................	assez abondant.
Urée par litre..............	5 gr.
Acide phosphorique.........	0,18
Chlorure de sodium.........	5 gr. 50
Albumine...................	1,80
Glucose et pigments.........	néant.

Examen microscopique des sédiments leucocytes

4 mars. Un peu d'œdème des membres inférieurs. Le malade est dans un bien meilleur état.

6 mars. On interrompt la macération et on donne de la théobromine.

Telle est la courbe d'urines *(tableau I)* pendant le traitement. On voit que le premier jour elles se trouvent à 1,500 centicubes, qu'elles augmentent progressivement les jours suivants pour aller jusqu'à trois litres, permettant ainsi, dès le troisième jour, la suppression de la théobromine.

Le malade, qui se trouve mieux, n'a plus ce facies hébété au début et demande à manger. Nous le lui défendons; mais, malgré nos recommandations, il prend des aliments en cachette (viande, poisson, etc.).

7 mars. Albumine : 2 gr. 50.

Examen du sédiment : néant.

8 mars. Analyse des urines :

Volume....................	3 litres.
Densité	1009
Réaction ....,	acide.
Couleur................,......	jaune pâle.
Aspect	un peu trouble.
Sédiment................	très faible.
Urée....................	5 gr. 70
Acide phosphorique....... ..	0,12
Chlorure de Na.............	4,30
Albumine ....:.....	2 gr.
Glucose et pigments........	néant.

Examen du sédiment : quelques leucocytes.

Courbe de la quantité des Urines recueillies du 27 février au 24 mars.

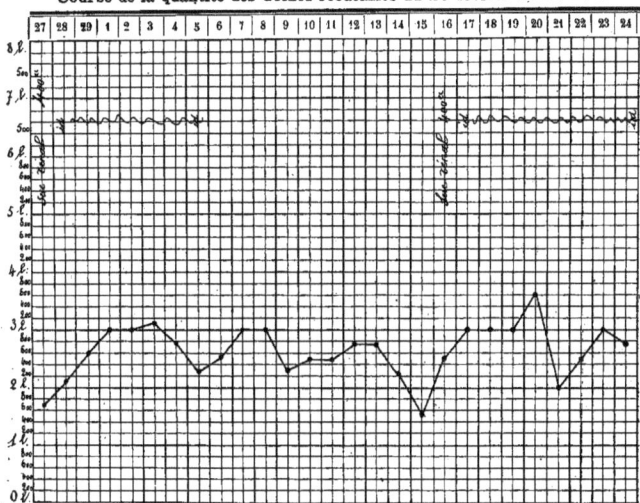

9 mars. Urée : 6 gr. 50 par litre.

Les douleurs de tête persistent encore et il y a des troubles de la vue.

15 mars. Urée : 8 grammes par litre; albumine : 3 gr. 25.

16 mars. Rétinite albuminurique intense; les phénomènes d'intoxication semblent se reproduire. On redonne de la macération pendant dix jours sans autre médicament.

18 mars. Deux jours après, analyse des urines :

Urée......................	7 gr. 90
Acide phosphorique.........	0,18
Chlorure de Na.............	4,20
Albumine..................	1,80
Glucose et pigments........	néant.

Les urines restent toujours élevées comme quantité. Le malade, malgré nos observations, diminue toujours le lait et prend de la viande et du poisson. Le 22, nous n'avons que deux litres d'urines, ce qui est facilement explicable par le peu de lait et de liquides qu'il a pris ce jour-là.

L'albumine a déjà diminué.

24, 25 mars. Amélioration : 4 grammes d'urée par litre.

Alimentation carnée défendue et que le malade prend toujours.

29. Nous lui faisons comprendre le danger qu'il court s'il ne supprime la viande de son alimentation. Suppression de la macération Renaut, et nous constatons, fait très important, sur lequel nous reviendrons, que les chlorures sont à leur taux normal sinon au-dessus.

Le 30, 31. Aggravation très manifeste et plus rapide. Troubles cérébraux.

Il sort le 1er avril, mange malgré la défense, et à son entrée, le soir, il est pris de malaise, puis tombe dans le coma complet. Tous les moyens employés échouent pour le rétablir. Convulsions. Il est emporté par sa famille et ne tarde pas à succomber.

Ci-joint *(tableau II)* l'état comparatif des principaux éléments de l'urine : urée, chlorures, etc.

Ce cas nous intéresse à plusieurs points de vue : la macération a eu une action marquée sur la quantité d'urines émises, alors que primitivement, malgré le traitement classique institué, le malade ne semblait pas uriner beaucoup. L'albumine a diminué lors du premier essai, puis ayant augmenté les jours suivants, elle est de nouveau revenue à un chiffre inférieur lors du second essai .L'urée et les chlorures ont toujours été à un taux normal, sinon supérieur. Dans les derniers temps, malgré l'approche des troubles graves pro-

Tableau comparatif des analyses d'urines.

	QUANTITÉ	ALBUMINE		URÉE		ACIDE PHOSPHOR.		CHLORURES	
		p. litre	p. 24 h.	p. litre	p. 24 h.	p. litre	p. 24 h.	p. litre	p. 24 h.
28 fév..	2100	2 g. 20	4 g. 62	8 g. 80	18 g. 48	0 g. 62	1 g. 30	4 g. 72	9 g. 91
3 mars.	3100	1 80	6 58	5 »	15 5	0 18	0 55	5 50	17 05
7 mars.	3000	2 »	6 »	5 70	17 1	0 12	0 36	4 30	12 9
16 mars.	3000	1 80	5 4	7 90	24 7	0 18	0 54	4 20	12 6

voqués par l'alimentation que prenait le malade en dehors de l'hôpital, nous avons pu le maintenir pendant quelques jours; mais il est tombé brusquement avec la cessation de la macération, qui n'a pu prolonger ses effets et amener la guérison. Ceci est à retenir pour ne pas attribuer à la macération un pouvoir curateur exagéré qu'elle n'a pas, malgré le succès que Renaut lui attribue et que nous lui accordons dans ce travail.

OBSERVATION IV
Prise par M. LABORDERIE.

L. E..., soixante-dix ans, tailleur d'habits.

Entre à l'hôpital pour faiblesse généralisée.

Antécédents héréditaires. — Rien de particulier. Mère morte de suites de couches. Le père est bien portant. Un frère et une sœur également en bonne santé.

Antécédents personnels. — Opéré d'un pied bot congénital. Il a eu dans son adolescence une fièvre typhoïde compliquée d'une angine grave avec vomissements de sang. Il y a quatre ans, il a eu la fièvre scarlatine, dont il a guéri sans complication connue de lui.

Histoire de la maladie. — En avril 1904, il se sent pris d'un affaiblissement général, avec vertiges, crampes, etc.; en un mot, tous les signes qui permettent à son entrée à l'hôpital de porter le diagnostic de brightisme. L'examen, pratiqué à cette époque, permet de constater céphalée hémicranienne, crampes, sensation de doigt mort, etc., avec œdème des membres inférieurs.

Le cœur gauche est hypertrophié et présente un bruit de galop très marqué, avec tous les signes d'hypertension aortique.

L'examen des yeux révèle une conjonctivite et de la rétinite albuminurique.

Urines contiennent 2 grammes d'albumine par litre.

A cette époque, on met le malade au régime lacté absolu avec 2 grammes de théobromine par jour; saignées locales, etc.

Le 25 mai. Le malade veut reprendre son travail et sort de la salle. Il est évidemment amélioré, mais il souffre de la tête, se sent encore fatigué et a toujours de l'albumine dans ses urines.

Nous le perdons de vue jusqu'au *23 juillet*, époque à laquelle ne pouvant plus s'occuper, ayant des névralgies diverses, de l'inappétence, des vomissements et de l'œdème de la face et des membres inférieurs, il se décide à revenir dans le service du Dr Rondot pour lui demander ses soins. Cette seconde épreuve, au courant de laquelle nous avons donné la macération de rein et pour laquelle les documents sont, nous l'espérons, en assez grand nombre pour être démonstratifs, est très concluante et fait voir la part d'action qui revient directement au traitement de Renaut. Ce malade nous revient donc pâle et bouffi, avec œdème des extrémités, faiblesse excessive, difficulté de la marche, hypertrophie du cœur gauche et bruit de galop. C'est alors que nous donnons de la macération de rein : 400 centicubes avec du lait, le tout formant une quantité de liquide qui peut être évaluée, avec des variations très faibles chaque jour, à 2 lit. 500 et 3 litres. Le *tableau I* nous montre le taux des urines d'abord régulièrement croissant et allant jusqu'à 3 lit. 700 le 27,

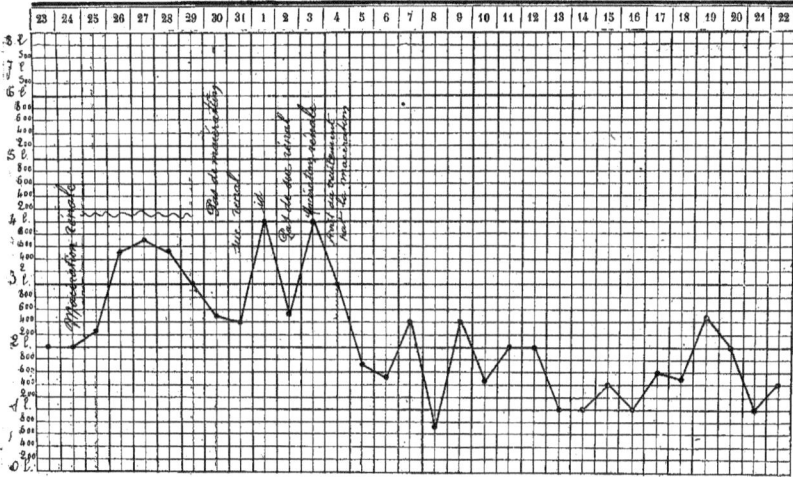

Courbe de la quantité des Urines.

puis diminuant le 30 et le 2, parce que la macération, légèrement altérée sous l'influence de la chaleur, n'avait pu
être prise même en petite quantité.

Quant à l'albumine existant sous forme de traces, on ne la
décèle plus à la fin de l'épreuve.

Du côté de l'urée et des chlorures, voici le résultat des
dosages presque quotidiens qu'en a faits M. Lemaire :

	URÉE	CHLORURES	TOTALITÉ DES URINES
26 juillet	7 gr. 80	6 gr.	3 l. 200
27 juillet	6,90	5,60	3 l. 300
29 juillet	7,50	6 gr.	3 litres
30 juillet	12 gr.	5,10	2 l. 500
31 juillet	11,50	4,70	2 l. 400
1er août	8,50	4,80	4 litres
2 août	13,50	7,40	2 l. 500
3 août	10,90	3,30	4 l. 050
4 août	10 gr.	5,20	3 litres
5 août	16 gr.	9 gr.	2 l. 400

Ils ont été, comme l'on peut s'en rendre compte, excrétés
en très grande quantité puisque, pour ne prendre que deux
dates au hasard, il y a eu, en tenant compte de la quantité
totale des urines, 28 grammes d'urée le 30 juillet et 12 grammes de chlorures, puis 25 grammes d'urée et 18 grammes de
chlorures le 29.

Quant aux symptômes fonctionnels, ils sont en meilleure
situation : céphalée très amoindrie, œdème disparu, quelques crampes encore et un peu de galop, mais sommeil calme
et reprise des forces.

Au total, très grande amélioration.

Les jours qui ont suivi la suppression de la macération,
le mieux s'est maintenu identique, mais le taux des urines
est descendu sensiblement, ne montant jamais au delà de
deux litres, sauf les 2, 9 et 10 août, où il est allé jusqu'à
2 lit. 400, restant le plus souvent à 1,500 et 1,800 centicubes,
et enfin cinq fois s'abaissant encore jusqu'à un litre et 800
centicubes.

C'est là un très gros point que la courbe trace assez nette-
ment.

Les symptômes fonctionnels restent stationnaires quelque

temps; l'albumine disparaît complètement pour ne plus repa-
raître jamais.

Enfin, le 28 septembre, la céphalée et la fatigue musculaire semblent reprendre, le second bruit à l'aorte se montre
plus retentissant, et d'autres petits signes, légers d'ailleurs,
mais nous avertissant de prévenir une récidive, nous re-
donnons pendant dix jours, le 1er septembre, la macération
de rein, et cette fois en laissant au malade le libre choix de
ses aliments, qu'il prend dans la viande, tous les légumes,
fruits, etc., par conséquent sans régime lacté absolu. Immédiatement la quantité des urines remonte à 2 lit. 600,
2 lit. 400, 2 lit. 200, 4 litres, 3 lit. 300, 3 lit. 200, etc., chiffres
signalés sur la courbe du *tableau II*.

A la fin de l'épreuve, le malade se trouve très bien et
demande à partir.

Analyse des urines : plus d'albumine et tableau de l'excrétion de l'urée et des chlorures pendant les dix jours :

	URÉE	CHLORURE	VOLUME DES URINES
3 septembre.........	11 gr.	7 gr. 90	3 l. 400
4 —	9	5,80	2 l. 500
5 —	13	8,60	2 l. 600
6 —	6,60	8,30	2 l. 600
7 —	8,10	9,20	2 l.
8 —	9,40	6,80	2 l. 500
9 —	9,20	6,10	4 l.
10 —	9	6,70	3 l. 500
11 —	8,50	6,10	3 l. 500
12 —	9	6	2 l. 100

L'urée et les chlorures ont dépassé tous les jours la normale.

Après l'arrêt de la macération, les urines, comme le montre la courbe, redescendent progressivement pour arriver, le
14 et le 15 septembre, à 1,200 et 1 lit. 400.

Départ du malade le 15, très amélioré.

Parmi toutes nos observations, celle-ci paraît être un type
où, en particulier dans la deuxième épreuve, celle où le malade mangeait un peu de tout, l'action efficace de la macération paraît indéniable et où même son pouvoir diurétique

Quantité des Urines recueillies du 23 août au 15 septembre.

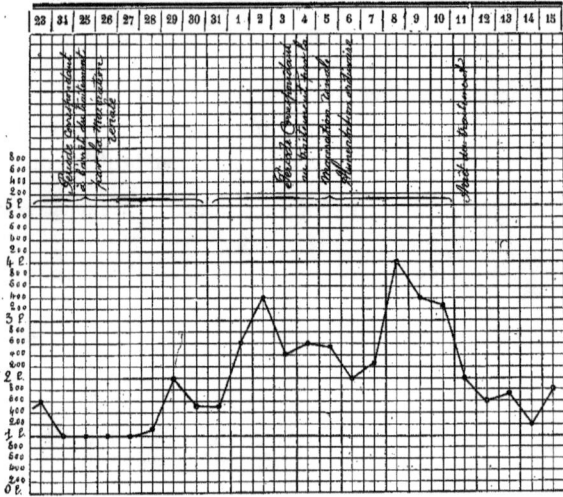

semble subir une exaltation dans la journée du 9, qui nous donne 4 litres d'urines, 32 grammes d'urée et 23 grammes de chlorures excrétés.

L'épreuve du bleu de méthylène a été effectuée; il semble que l'élimination se fasse mieux et plus rapidement.

OBSERVATION V
Rédigée par M. CHARRIER.

C..., verrier, âgé de vingt-trois ans.

Antécédents héréditaires. — Père mort d'accident. Mère morte de tuberculose pulmonaire (?). Quatre frères et sœurs très bien portants.

Antécédents personnels. — Il a eu la rougeole dans son enfance, et c'est à cela que se borne tout son passé pathologique.

Histoire de la maladie. — Débute en février 1904, au moment où il se trouve au régiment. A ce moment, bronchite et hémoptysie. Il est réformé pour cette raison et commence un traitement *ad hoc*. Il va relativement bien, lorsqu'en juillet, il remarque du gonflement de ses paupières, de ses jambes et de son scrotum; les urines diminuent rapidement, la fatigue s'empare de lui; il est oppressé et enfin, inquiet de son état, il vient à l'hôpital, dans le service du Dr Rondot.

Entré le 4 août 1904, il est très pâle et a la face très gonflée. L'œdème est considérable aux jambes et surtout au scrotum. Il tousse, et l'auscultation décèle en avant, au sommet gauche, l'existence d'une tuberculose pulmonaire au second degré.

Urines rares et rougeâtres, qui contiennent 8 grammes d'albumine. On y cherche à deux reprises différentes les bacilles de Koch : résultat négatif. C'est une néphrite chez un bacillaire.

Encouragé par les précédents résultats, nous instituons, le 5 août, le traitement par la macération de Renaut et le régime lacté absolu (soit 2 lit. 500 de lait par vingt-quatre heures). Le *tableau I* indique la marche régulièrement ascendante de la quantité des urines, qui ont leur maximum pendant trois jours à 3 lit. 300. Parallèlement, l'état du malade s'améliore notablement. L'œdème des membres inférieurs et du scrotum, qui était énorme, diminue rapidement pour *disparaître* à la fin de l'épreuve; la dyspnée, la céphalée n'existent plus, et le sommeil fait place à l'agitation nocturne. L'albumine, qui était de 8 grammes au début, descend à 6 grammes; quant aux chlorures et à l'urée, voici le dosage qui en a été fait presque tous les jours :

	CHLORURES	URÉE	TOTALITÉ DES URINES
6 août.....	12 gr. 50	14 gr. 20	2 l. 700
7 —	8,70	11,70	3 l.
8 —	5,30	5,90	3 l. 300
9 —	6,50	5,60	3 l. 300
10 —	6,20	5,80	3 l. 300
11 —	7,90	6,40	2 l. 600
12 —	4,30	6	2 l. 600
13 —	7,30	8	2 l. 750

L'urée, on le voit, a été excrétée en quantité normale et les chlorures ont subi, eux, une augmentation dans leur taux normal par vingt-quatre heures.

L'arrêt de la macération est ordonné le 14, et, à partir de ce jour, la courbe nous montre les urines redescendant progressivement pour atteindre un litre le 26 août et pour ne plus dépasser ce chiffre jusqu'au 7 septembre, date de la deuxième épreuve.

Dans l'intervalle de ces deux épreuves, le malade s'est bien porté, a pris une alimentation mixte, mais n'en a pas moins gardé 6 à 7 grammes d'albumine tous les jours. Son sommet gauche est à peu près stationnaire et reste le siège de craquements humides. Les forces sont rétablies et l'amélioration est très réelle.

Le 7 septembre, pour la deuxième fois, nous le soumettons à la prise de macération (400 centicubes), car l'albumine revient en très grande quantité; mais cette fois nous supprimons le régime lacté et autorisons le régime ordinaire de la salle. Immédiatement, les urines remontent à un taux

Courbe montrant la quantité des Urines recueillies du 4 août au 3 septembre.

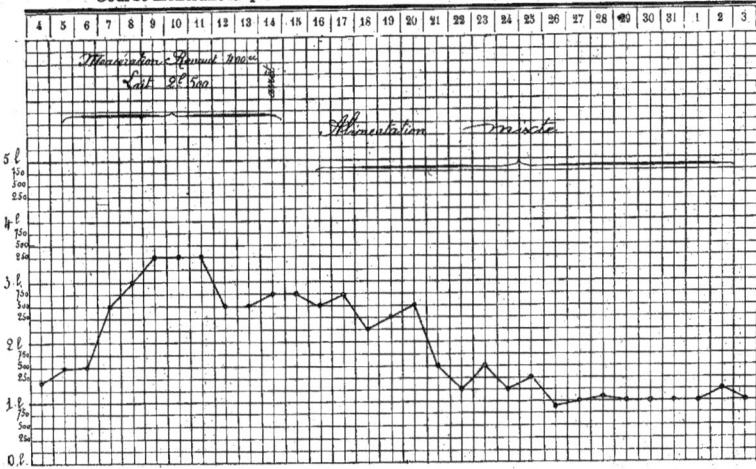

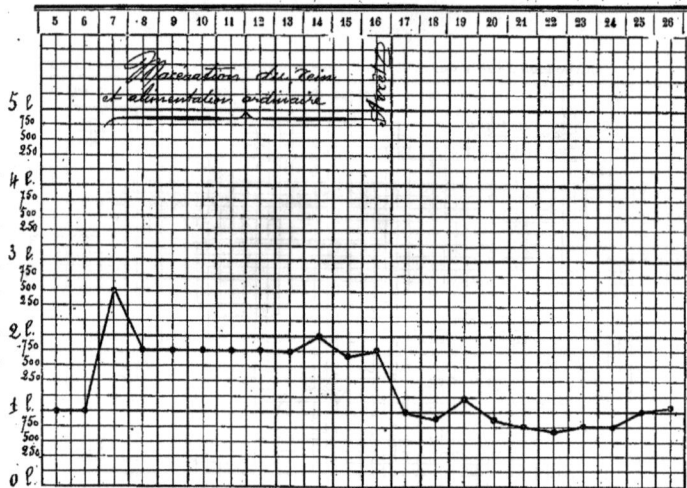

supérieur pendant toute la durée de l'épreuve, atteignant 2 litres, 1,700, 1,650, etc., puis redescendant à 900 centicubes avec l'arrêt du traitement.

Cette épreuve a été accompagnée d'amélioration dans les troubles que présentait le sujet, entre aures disparition de l'œdème léger qui s'était rencontré et de la céphalée. Mais l'albumine n'est pas descendue au-dessous de 6 grammes, et voici quel a été le dosage des chlorures pendant la durée de l'absorption du médicament :

	URÉE	CHLORURES
8 septembre	8 gr. 20	9 gr. 40
9 —	7,50	8,80
10 —	9,90	8,90
11 —	9,30	9,80
13 —	7,80	8 gr.
14 —	11,30	6,50
15 —	11 gr.	8,20
16 —	11,90	11,50

Urée un peu inférieure à la normale, mais croissant régulièrement à mesure que le traitement s'avance.

Chlorures en quantité supérieure dans leur excrétion.

Ce malade a certainement été influencé par la macération, et en particulier on voit, au moment de la deuxième épreuve, l'effet produit par la macération seule sur la diurèse, sur l'augmentation des chlorures et abaissement de la quantité d'albumine, abaissement léger, d'ailleurs, surtout si nous le comparons aux résultats des précédentes observations. Ce fait a son importance, et nous y reviendrons.

De l'ensemble de ces quelques histoires cliniques, il nous semble se dégager un fait assez net, c'est que la macération rénale est un excellent diurétique qui à lui seul, à de certains moments que montrent les courbes, a pu ramener la diurèse à son taux normal, le dépasser même et entraîner à sa suite un amendement dans la symptomatologie générale, l'abréger même d'autres fois.

« C'est un remède très actif, à action lointainement com-

parable à celle des sérums étrangers injectés intersti-
tiellement ou dans les veines. » Il nous semble que
cette affirmation se dégage suffisamment des analyses
d'urines et des tableaux que nous y avons faits, sans
qu'il soit besoin d'y insister davantage. Ajoutons que
pour entraîner la conviction et réaliser une épreuve
supplémentaire, nous avons donné de la macération de
rein à un homme normal n'ayant aucune tare et entré
à l'hôpital pour varices. Il a été soumis à un régime
liquide fixe avec 1,700 grammes de liquides. Les jours
qui précédaient l'expérience, il urinait 1,500, 1,400,
1,600 centicubes par vingt-quatre heures, jamais au
delà.

Le 24 septembre, nous lui avons administré 400 centicubes de macération de rein qu'il a pris sans dégoût
aucun, et le lendemain déjà il urinait 3 litres exacte-
ment; le surlendemain, 2 litres; le surlendemain,
2 lit. 100; le quatrième jour, 2 lit. 500, et le cinquième
jour, 2 lit. 600, etc.

Diurétique, la macération l'est donc au premier chef,
et c'est là son action capitale. Donc :

1° Comme le professeur Renaut, nous croyons qu'entre toutes les médications, celle-ci est susceptible d'ou-
vrir le rein annulé par quelque insuffisance que ce soit.
Elle peut le faire sans l'intermédiaire d'autres procédés,
et nous croyons avoir montré dans les observations V,
IV et III, en ne donnant à certaine période comme tout
traitement que la macération, combien elle ramène avec
elle l'amélioration, fait disparaître œdème, céphalée
même, si le malade prend le régime lacto-végétal, même
encore s'il suit le régime carné (comme le malade V qui
ingérait 150 grammes de viande crue par vingt-quatre
heures en dehors de ses repas).

L'émission urinaire est toujours ramenée et main-
tenue à la normale et cela sans que le rein paraisse en
ressentir le moindre trouble.

2° Renaut prétend que ce procédé a sur les autres l'avantage de réduire sûrement l'albumine urinaire. Oui, dans la majorité des cas, et dans trois de nos observations l'albumine a diminué, même disparu définitivement; mais dans l'un d'eux elle a subi si peu de changement que l'on voit bien par là que lorsque l'altération des cellules épithéliales du rein est trop avancée, il est inutile de compter sur leur restauration par la macération. D'ailleurs, puisque l'on ne peut savoir jamais quel est le degré de cette altération, ceci n'enlève rien à son pouvoir réducteur de l'albumine puisque, fort heureusement, très souvent les adultérations rénales sont moins propagées, plus localisées et une suppléance, une régénération sont plus faciles à provoquer. Nous croyons alors que c'est à ces cas que la macération s'adresse et qu'elle donne de très bons résultats.

3° Nous en dirons autant des chlorures et de l'urée qui, inférieurs au début dans leur excrétion, remontent peu à peu, et nous ne faisons que rappeler ici certains chiffres : 28 grammes, 26 grammes, 25 grammes, 27 grammes d'urée excrétée par vingt-quatre heures, et 13, 16, 15, 18 grammes de chlorures également éliminés dans le même laps de temps.

A ce sujet, nous ferons remarquer qu'il nous a paru étonnant qu'une médication comme la macération de rein qui est chlorurée, puisqu'elle contient 5 grammes de chlorure dans les 400 centicubes que nous faisons absorber, produise une amélioration et une décharge de chlorures dans une maladie comme les néphrites où la rétention des chlorures jouerait un rôle capital et où l'on recommande la cure de déchloruration. Nous savons bien que la quantité de 5 grammes n'est pas énorme, mais elle aurait dû être capable sinon d'aggraver nos malades, tout au moins de ne pas les améliorer. Ceci semble nous montrer que si dans certains cas, dans un grand nombre même, l'accumulation des chlorures joue un rôle important, la déchloruration ne suffit pas toujours à lever l'obstacle rénal, car les phénomènes d'intoxication qui produisent l'urémie sont beaucoup plus complexes; il y entre d'autres facteurs que l'hyperchloruration, d'autres éléments probablement glandulaires dont on ne connaît pas bien le mode d'action, mais qui sont prépondérants et commandent l'aggravation ou la guérison des néphrites. On a trouvé un des facteurs qui concourent à provoquer l'urémie, ce sont les chlorures. Il reste à démêler les autres; peut-être la médication par la glande rénale et les grains de ségrégation s'adresse-t-elle à ceux-ci en donnant les succès qu'a relatés Renaut et que nous avons signalés ici.

4° Cette préparation produit très rarement des accidents toxiques. Une seule fois nous avions constaté du prurit passager et rapidement disparu. Au contraire, elle a semblé exercer une action de désintoxication progressive : hypertension artérielle, bruit de galop, tendance à la dilatation, tous ces symptômes ont rétrocédé sous son influence.

5° C'est ici que ce travail vient corroborer les observations de Renaut en nous engageant comme lui à introduire l'usage de la macération dans les cas si délicats parfois d'intoxication brightique. La macération fait uriner, diminuer l'albumine, augmenter l'urée et les chlorures; elle exerce certainement une action de dépuration; elle est donc à employer plus souvent qu'elle ne l'a été.

Assurément, les intoxications profondes, complètes, ne céderont pas toujours à son emploi; il faudra se servir de plusieurs épreuves successives, mais on sera souvent surpris des cures heureuses qu'elle aura produites, quelquefois même lorsque les moyens usuels strictement observés auront échoué.

6° La macération n'est peut-être pas très agréable à prendre en été, l'odeur gêne un peu l'absorption; mais nous n'avons jamais rencontré de malades que la connaissance de leur état et la persuasion n'aient décidés lorsqu'ils hésitaient à l'ingérer.

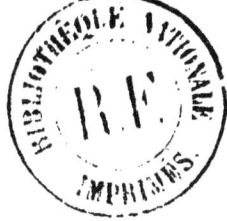

Bordeaux. — Imprimerie G. Gounouilhou, rue Guiraude,

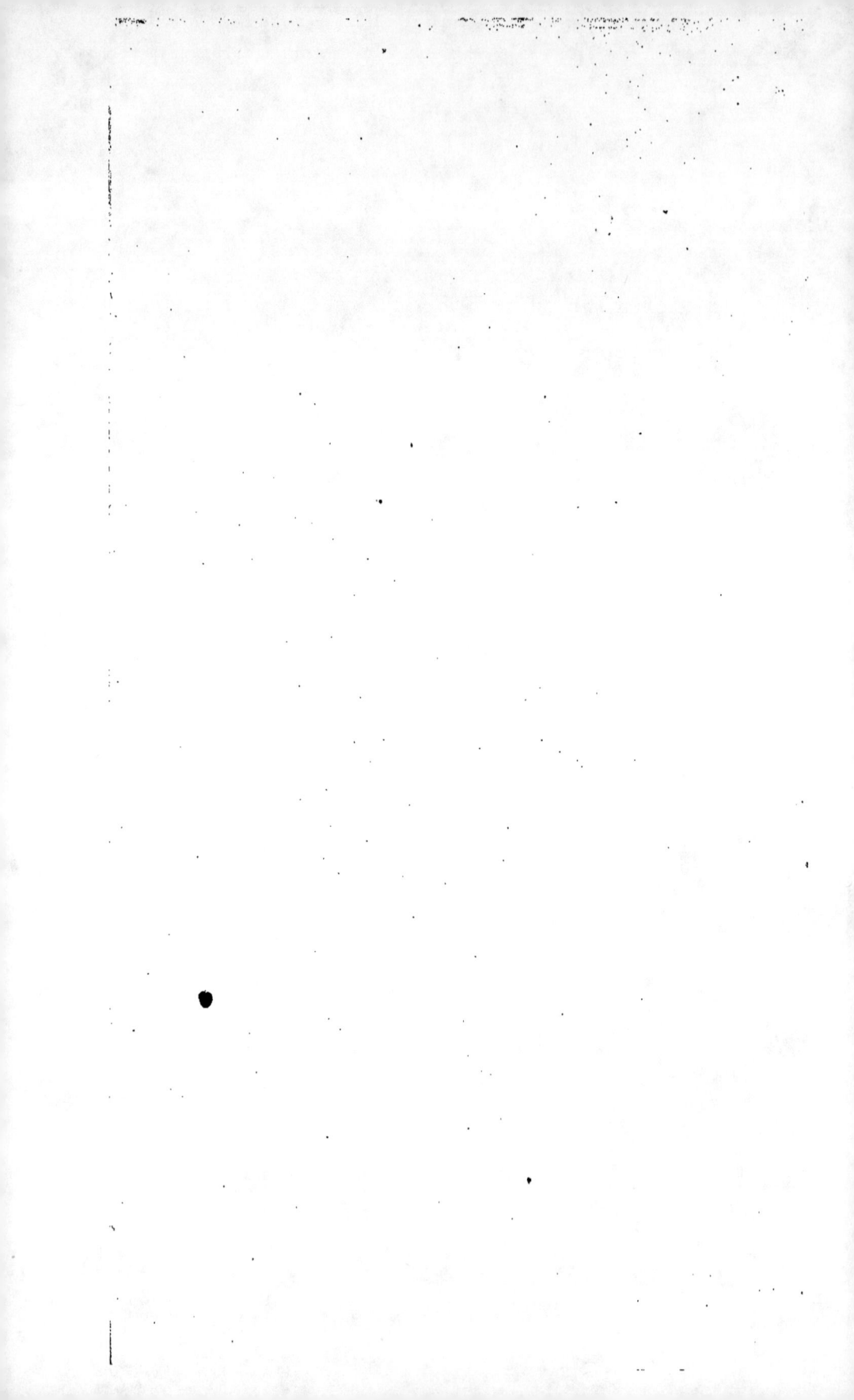

www.ingramcontent.com/pod-product-compliance
Lightning Source LLC
Chambersburg PA
CBHW032314210326
41520CB00047B/3098